Caroline Régnard-Mayer

MS – Meine Sonne
... warum nicht einmal positiv denken!

Das vorliegende, überarbeitete Buch
"Frauenpower trotz MS Teil 3" wurde 2013 im
BOD-Verlag erstveröffentlicht.

Für meine Großmutter Gertrud!

Caroline Régnard-Mayer

MS – Meine Sonne

... warum nicht einmal positiv denken!

~ Frauenpower trotz MS Teil 3 ~

Caroline Régnard-Mayer, geboren im Mai 1965, ist von Beruf MTLA.
Berentet seit 2005 durch ihre Erkrankung Multiple Sklerose.
Sie lebt mit ihren beiden Kindern in Landau/Pfalz.

Dieses Buch finden Sie auch in der Trilogie. Es darf kein Teil dieses Werkes ohne Genehmigung der Autorin Caroline Régnard-Mayer in irgendeiner Form vervielfältigt oder reproduziert werden.

Kontaktdaten:
www.frauenpower-ms.jimdo.com
(Autorenseite)
caroline.regnardmayer@facebook.com
(Facebook)
caroregm (Twitter)

Beim Verlag BOD von ihr bereits erschienen:
„Frauenpower trotz MS - ...aus dem Leben gegriffen!!", Teil 1 (2009)
„MS - Mein Schicksal, mein Leben! Frauenpower trotz MS" Teil 2 (2011)

„Mademoiselle klopft an meine Tür!" (2011) Der eigene Weg mit der Depression und einer Portion Humor.

„Frauenpower trotz MS - Trilogie (2014)
"MS-Gedankenspiele" Schwächen und Stärken (Lyrik, 2014)
"Guten Appetit MS" und "Guten Appetit MS 2" (zwei Kochbücher, 2014 und 2015)

Beim Verlag CreateSpace:
"Ich habe MS und keiner sieht es!" Multiple Sklerose- unsichtbare Symptome (2015)

© 2015 Caroline Régnard-Mayer
© überarbeitete Originalauflage, 2015

MS – Meine Sonne
... warum nicht einmal positiv denken!
Frauenpower trotz MS
Teil 3

Satz und Layout: Caroline Régnard-Mayer
Covervorlage: CreateSpace
Druck und Bindung: createspace.com

ISBN 10: 1519316429
ISBN 13: 978-1519316424

Mit Elan und einem Wunschdenken, das Zusammenfassen meiner ersten beiden Bücher und das neu geschriebene vierte Buch würde mir irgendwie ein gutes, zufriedenes Gefühl geben, da irrte ich mich gründlich. Meine Mademoiselle[1] würde sich jetzt, wenn sie neben mir stehen würde, in die Hosen machen vor lauter Lachen. „Mamsell, lache nicht so gehässig, dir zeig ich es mal wieder! Erst den ganzen Schlamassel mit dir und deinen Standpauken und jetzt schon wieder Belehrstunden von dir!? Nein danke. Du hast mir sehr geholfen, dafür bin ich dir auf ewig dankbar, aber auslachen lasse ich mich heute nicht mehr von dir. Basta!" Und mit einer Handbewegung war sie gedanklich vom Tisch.

Beim Sortieren und Zusammenfassen der ersten beiden Bücher kamen mir Zweifel, ob die ganze Arbeit sich lohnen würde, auch ob meine Leser oder irgend ein Mensch auf dieser Welt überhaupt interessiert ist, wie sich mein Leben mit der MS bis heute entwickelt hat. Ich musste notgedrungen selbst die Bücher nochmals durchlesen, denn Absätze und Kapitel, die sich durchs Kopieren verschoben hatten, überflog ich flüchtig. Dann überarbeitete ich doch beide Bücher komplett.

Ich tauchte ein in Vergangenes, die alten Gefühle der plötzlich veränderten Lebens-

---

[1] „Mademoiselle klopft an meine Tür! v. C. Régnard-Mayer; Verlag BOD

situation, die mein ganzes Denken und Fühlen beeinflusst hatten, betrachtete ich mit Abstand der Zeit. Ich hatte mich verändert! Nur fragte ich mich: Habe ich dies wirklich erlebt und überlebt? In den Schubladen der Vergessenheit waren die Geschichten gut platziert und selten musste ich auch über sie nachdenken. Ich hatte gelernt, meine Altlasten und Verletzungen zu verstehen, die Ursachen teils zu erkennen und die Verantwortung für schmerzhafte Erinnerungen und weniger gute Erlebnisse zu übernehmen, befreite mich von Schuldzuweisungen anderer Menschen mir gegenüber und wie im dritten Buch hielt ich mir den Spiegel vors Gesicht. Ich vergab mir selbst, um Frieden mit meinem Innersten zu schließen und die Seele heilte. Dadurch veränderte sich mein Krankheitsverlauf entscheidend, das körperliche Wohlbefinden fand den Weg zu mir, die Zukunftsangst reduzierte sich und ich konnte genesen.

Mamsell wäre jetzt stolz auf mich, hatte ich meine Lektionen in ihrem Unterricht während ihres Einzugs bei mir, doch verstanden und meine Vermeidungsstrategie, Altes aufzuwärmen und zig Mal durchzukauen, hatte ebenso Erfolg. Der Suppeneintopf wurde nicht ständig erwärmt und ich verdränge nichts mehr, zugegebenermaßen nur das Fensterputzen oder das Wäsche bügeln.

Die MS war meine Chance in der Krise, die eine Daseinsberechtigung hatte, um niemals aufzugeben trotz physischer und psychischer Einschränkungen. Jeden Tag entscheide ich aufs Neue, was mir gut tut und wann ich dringend Ruhe brauche. Meine Feldenkrais Stunden versäume ich fast nie, und vernachlässige kaum meine vollwertige Ernährung. Mit Gottes Hilfe veränderte ich meinen Blick aufs Leben.

Heute kann ich über vieles besser reden und erzählen, was meine Erkrankung angeht und die Wut ist verflogen. Alles braucht eben doch seine Zeit. Nach der schwindenden Euphorie kam dann doch die Lust, die Trilogie von „Frauenpower trotz MS" fertigzustellen. Sie werden beim Lesen selbst erfahren, dass ich nicht mehr derselbe Mensch bin, der das erste Buch geschrieben hat. Und es ist gut so, wie es ist!

Heute, nach 11 Jahren MS-Karriere nach der Diagnose im Februar 2004, blicke ich selten zurück. Ich kenne meinen Weg, der vor mir liegt, nicht. Das Ende ist weiterhin offen. Aber die Strecke, die ich zurückgelegt habe: Frust, Zorn, Enttäuschung, nicht akzeptieren und kämpfen gegen einen Dämon, der nicht zu besiegen ist - verlorene Jahre. Hätte ich sie vielleicht nicht so erlebt und durchlebt, wäre ich heute nicht der Mensch, der ich geworden bin. Auch mein Umfeld wäre nicht das gleiche. Lieber sich auf das Wesentliche im Leben und im Alltag beschränken, aber zufrieden und ausgeglichen. Dabei trennte ich mich auch von Bekannten und Freunden.

Glück ist ein starkes Wort, das ich im Zusammenhang mit meiner Erkrankung nicht in den Mund nehmen kann. Dankbarkeit und Vertrauen in mich, das empfinde ich oft. Wenn der Dämon morgens an meiner Bettkante sitzt und mich einen beschissenen MS-Tag durchstehen lässt, werfe auch ich kurzzeitig alles über Bord. Da geht es rund bei mir wie beim Untergang der Titanic, nur im Stillen.

Ich hadere mit meinem Schicksal, bin traurig, aber die Frustration und die Ungerechtigkeit, die ich früher in solchen Gefühlsmomenten verspürte, sind verschwunden. Ich frage mich schon Jahre nicht mehr: „Warum ich?", sondern denke: „Warum ich nicht?", wenn überhaupt. Das Aufbegehren gegen diese Erkrankung kostet nur Kraft und Lebensqualität, ich schickte sie vor langer Zeit in den Kosmos und lernte mit dem anders gesund Sein zu leben.

Leider bin ich schon immer ein umtriebiger Mensch gewesen und fragte mich letzte Nacht, was tue ich als nächstes, wenn dieses Buch fertig geschrieben ist? Ich musste nicht lange überlegen... schreiben - eine Idee zu einem neuen Projekt kam ganz spontan und das sind die Besten. Schreiben und Monate eintauchen in die PC-Arbeit, das sind die effektivsten Stunden der Verarbeitung, besser als jede Psychotherapiestunde. Wobei ich bei der

Wahrheit bleiben muss, ganz ohne Frau Ballering, meiner Psychotherapeutin, wäre es in den schwärzesten Krisenstunden nicht gegangen.

Nach jahrelangem schubförmigen Verlauf, zuerst vollständige Remission und später unvollständige Rückbildung der Symptome, die ganze Therapiepalette an Medikamenten rauf und runter, bin ich heute sekundär chronisch progredient. Die vielversprechenden Medikamente wie Gilenya (Zulassung 2011) oder die Fumarsäure (2014) und viele mehr, kommen zu spät für mich. Noch vor zwei Jahren hätte mich dies frustriert und mutlos gemacht. Aber noch gibt es das Mitoxantron (Chemotherapie) als Option und die Forschung schläft nicht. Der große Durchbruch in der MS-Forschung wird hoffentlich die nächste Generation beglücken. Bei meinem Verlauf sehe ich auch etwas Positives. Er ist zwar schleichend, aber die Angst vor Schüben, die mir nicht nur bildlich gesprochen so oft den Boden unter den Füßen weggezogen hat oder das Erwachen am Morgen mit einem Schleier oder Doppelbildern vor den Augen, ist vorbei! Ob dieses Schleichen der MS zum Kriechen oder zum Wettrennen mit der Zeit wird, bleibt mir zum Glück verborgen. Ich werde es noch früh genug „mitbekommen".

Auch durch die Jahre mit Mitbetroffenen und meiner ehrenamtlichen Tätigkeit bei der

DMSG lernte ich eine andere Sichtweise der Erkrankung kennen und verlor die Angst vor Hilfsmitteln wie meinen Rollator oder Rolli. In meinem ersten Buch schreibe ich über "mein erstes Mal" mit meinem Stock, mittlerweile bin ich im Umgang mit dem Rollator und Rollstuhl geübt. Ohne Rollator in Rom in den letzten Herbstferien mit meinen Kindern wäre undenkbar gewesen, denn nach der Reise war mein Fazit: „Einmal Rom hin und zurück, aber niemals mehr eine Städtereise!" Die überhöhten italienischen Bordsteine und die Metro brachten mich zur Verzweiflung und ich wünschte nichts sehnlicher, als dass dieser Urlaub schnell abgespult wurde.

Das Rollifahren erlernte ich fachmännisch in der Reha-Klinik „Quellenhof" und während einem DMSG- Rolli-Training hier in Landau, das ich mit einem Therapeuten aus Bad Wildbad, Sana-Klinik, organisierte. Aber auch hier gilt: trainieren und ausprobieren.

Somit übe ich mich in Gelassenheit, lebe meine alten und neuen Träume, entsorge und verarbeite die alltäglichen Erlebnisse, akzeptiere dort, wo es nichts zu ändern gibt, und entscheide für mich und mein Seelenheil, damit es mir mit Madame MS und Mademoiselle größtenteils gut geht.

Mit diesem Buch möchte ich all diejenigen erreichen, die auch auf der Suche sind und Lebenskrisen verarbeiten wollen. Die durch den Kauf dieses Buches hoffentlich einige Anstöße finden, Angehörige besser mit ihrer Außenseiter-Situation zurechtkommen und mit Liebe, Geduld und Kraft einen gemeinsamen Weg finden. Mir liegt am Herzen bei diesen Menschen im Innern einen Stein ins Rollen zu bringen und meine Erfahrungen, mein fachliches Wissen über die MS und Zuwendungen, die ich in all den Jahren erfahren durfte, weiterzugeben. Wir haben es selbst in der Hand, wie wir mit unserem Leben verfahren und wie wir mit einer Lebenskrise umgehen. Das "Lebenslänglich" kann sich in alle Richtungen positiv entwickeln, wenn wir uns mit uns selbst aussöhnen. Zumindest wünsche ich mir das für alle Betroffenen und meinen Lesern von ganzem Herzen. Seien sie gut zu ihrem Schutzengel und zu sich selbst!

Zu Beginn meines Buchs muss ich doch noch den Buchtitel erklären, wobei Sie es sich sicher denken können:

*Die **MS** ist **m**eine **S**onne d.h. dass ich einen Weg für mich gefunden habe... meine Richtung! Und positives Denken hat noch keinem Menschen geschadet, deshalb*
"... warum nicht einmal positiv denken!"

MS – Meine Sonne
Frauenpower trotz MS Teil 3

Vorwort

Warum ein drittes Buch? Aller guten Dinge sind drei oder Frauenpower als Trilogie!? Was zu Beginn des Schreibens zur Krankheitsbewältigung diente, fügen sich heute Gedanken, Gefühle und Erlebtes zu Worten und Sätzen. Für mich war die Sache mit den ersten beiden Büchern einfach nicht abgeschlossen und mit diesem dritten und letzten Buch schließe ich endgültig die „Frauenpower"-Reihe. Für mich Wichtiges fügte ich hinzu, änderte hier und da bei den Kapiteln in Teil eins und zwei, Details. Gastautoren, von denen ich dachte, sie wären Freunde, strich ich, so wie sie mich aus ihrem Leben verbannt hatten. Ich bin niemandem böse, nicht jeder kann mit einer lahmen Ente, zu der ich nun mutiert bin, die bei jeder Gelegenheit überfordert ist und dann nicht laufen kann, wenn ein Ausflug geplant ist, Termine vergisst und mittags regelmäßig ihr Nickerchen machen muss, umgehen. Viele Menschen können mit anders gesunden und gehandicapten Menschen wenig anfangen, aber für mich war irgendwann klar, dass ich mich schützen und einfach ein ruhigeres Leben führen muss, um die MS in Schach zu halten. Ich beendete die Arbeit im Schulelternbeirat und verließ den Kirchengemeinderat. Ich wurde zum Nein-Sager!

Als weiteres Hobby zum Schreiben stricke ich seit ein paar Monaten, um meine

Feinmotorik zu verbessern, und meine Familie läuft mit selbstgestrickten, bunten Socken durch die Welt. Seit einem Jahr bin ich im Leitungsteam der MS-Selbsthilfegruppe Landau. Wir gehören zum DMSG-Landesverband Rheinland-Pfalz. Außer den regelmäßigen Treffen schreibe ich für unseren Newsletter, regionale Treffen und Workshops finden statt und Referenten müssen gesucht werden. Eine MS-SHG für Angehörige planen wir gerade. Letztes Jahr habe ich alleine ein Rollstuhltraining hier in Landau organisiert, Seminarleiter war Herr Florian Schlegel aus der Reha-Klinik „Quellenhof", Bad Wildbad. Es war eine lange Planung und Organisation notwendig, die mich oft an meine Grenzen brachte. Aber es hatte sich gelohnt, fünf Selbsthilfegruppen aus Landau, Worms, Speyer, Annweiler und Haßloch waren dabei. Außer den vielen wertvollen Infos und Tipps war es ein lustiger, entspannter Tag.

Die Abende zu Hause gehören mir alleine oder den Kindern. Einmal die Woche gönne ich mir einen Abend mit Feldenkrais. An den Wochenenden unternehme ich meistens spontan etwas je nach Lust und Laune meiner Person und Madame MS. Es wurde sehr viel ruhiger in meinem Leben, aber auf keinen Fall langweiliger.

So, und nun fragen sie sich, ob ich nun fertig bin mit meinen autorischen Ausflügen? Wir werden sehen...

Meine Bücher sollen Mut machen und Hoffnung, kein Trübsal verbreiten, denn dunkle Stunden haben wir nun alle, doch sich zurückziehen, ist der falsche Weg. Genau wie mein falscher Weg zu Beginn der Krankheit war, mich ständig zu übernehmen und das nicht-akzeptieren-wollen. Es hat fast 5 Jahre gedauert, gefangen zwischen Hoffen und Bangen, Zweifeln und Existenzängsten, Unrast und Überanstrengungen, die für mich richtige Lebensweise zu finden und zu erkennen, dass man auch ein ausgefülltes und zufriedenes Leben mit einer chronischen Erkrankung führen kann. Ich fühle mich heute ausgeglichen und allem gewachsen. Ich denke, es ist wichtig, sich mit netten und ehrlichen Freunden und Menschen auszutauschen und zu treffen, vor allem neue Aufgaben zu finden, die Spaß machen. Ich habe in der Reha einen jungen Mann getroffen, der schon immer gerne tanzte. Da sein Verlauf primär progredient ist und er relativ schnell auf Hilfsmittel angewiesen war, begann er schon früh mit dem Rollstuhl Tanzen und beherrscht nun sein Hobby meisterhaft mit viel Spaß und Ehrgeiz. Mit solchen Menschen, wie Michael, tausche ich mich heute sehr gerne aus. Ab und zu treffen wir uns trotz weiter Entfernung und sie sind ein Vorbild für mich: „Das Beste aus einer Erkrankung, wie der MS, zu machen und dabei seine Lebensfreude nicht zu verlieren!"

Am Ende meines Buchs „Mademoiselle klopft an meine Tür!" schreibe ich etwas

Wichtiges über meine Depression (genannt als Mademoiselle) und den Umgang mit ihr bzw. wie ich diese Erkrankung sehe:

„Ihre Mademoiselle wird sie auch irgendwann wieder verlassen, aber seien sie geduldig und nützen sie diese Krisenzeit. Ein alter Mann sagte mir vor Jahren, als ich die Diagnose Multiple Sklerose erhielt: „In jedem negativen Erlebnis oder einer negativen Lebenserfahrung findet man noch etwas Positives!" Damals verstand ich ihn nicht und erklärte ihn als verrückt. Heute, neun Jahre später, kann ich seine Aussage bestätigen, auch wenn es manchmal schmerzt und die Suche nach dem Positiven schier unmöglich erscheint."

Die MS hat mich oft gebeutelt und das „Laufen" lernen war nicht leicht, aber mit gewissen Einschränkungen kann ich die Krankheit nun leichter annehmen, auch wenn ich wie letzte Woche von ca. 500 Personen im Theater mitten in der Vorstellung als einzige auf die Toilette musste. Ich nehme es gelassen, wenn hinter mir gemeckert wird.

So sehe ich auch meine MS, die schlechten Tage genauso zu akzeptieren wie die guten, immer das zu tun, was gut tut, und notfalls Termine abzusagen, wenn ein oder zwei Ruhetage notwendig sind. Dann lege ich mich nochmals hin, wenn die Kinder in der Schule sind, gehe an den PC oder lese ein gutes Buch. Ein schlechtes Gewissen habe ich schon lange nicht mehr. Es ist gut so wie es ist! Basta, würde Mamsell sagen und uns einen Espresso machen.

Während des Schreibens wurde mir klar, dass ich die kleinsten Glückseligkeiten in meinem Alltag, die ich als Gesunde geflissentlich übersah, nun genieße. Am Ende des Buchs schreibe ich ein Gedicht über „Meine freundliche MS!". Die Krankheit wurde ein Wegbegleiter, kein Gegner, den man bekämpfen muss. Es gibt so viele Dinge, die hätte ich niemals vor der MS umgesetzt oder gesehen. Meine Mademoiselle, Madame MS und ich sind kein Dreamteam, aber wir haben unsere Achterbahnfahrten wie jede Freundschaft. Ich akzeptiere nicht bedingungslos beide Grande Damen, aber ich sehe sie mit anderen Augen, meine Sichtweise hat sich geändert, und wenn ich etwas nicht ändern kann, ändere ich meine Haltung. Sage Nein zu Situationen, die mir nicht gut tun, auch zu Menschen. Falle ich doch wieder ins alte Muster zurück, warnt mich mein Körper und ich höre auf meine innere Stimme, lasse los, was mir nicht gefällt.

Es war ein langer Weg der Akzeptanz, aber es hat sich gelohnt. Lese ich meine ersten Bücher erneut, dann war es die Mühe wert umzudenken und die Suche nach meinem richtigen Umgang mit Mademoiselle und Madame allemal eines der besten Dinge, die mir im Leben passiert sind! Diese positiven Erkenntnisse spiegeln meine Gedichte und

Texte, so wie die Schübe ein Auf und Ab waren, so ist der chronische Verlauf ein fast ebener, geradliniger Weg.

Es wäre sehr schön, wenn ihnen meine Bücher gefallen haben und sie mein drittes Buch dazu bewegt, den Mut, ihr Schicksal anzunehmen, und ihren ganz persönlichen zufriedenen Weg zu finden. Besonders freue ich mich, wenn sie die Trilogie und alle anderen Bücher weiterempfehlen. Nehmen sie Kontakt mit mir auf oder besuchen sie meine Homepage.

Und nun, liebe Leser, kochen sie sich einen guten Kaffee oder einen duftenden Tee, machen sie es sich bequem, seien sie überrascht, was ich ihnen erzählen werde!

Caroline Régnard-Mayer
Juni 2013

Eigentlich hätten sie, liebe Leser, sich doch die ganzen vielen Seiten des Lesens ersparen können, denn hier kommt meine Super-Kurzfassung vom ersten und zweiten Buch! Aber nicht dass sie jetzt ihr Geld zurück wollen. Mamsell würde in solch einem Fall sagen: „Papperlapapp."

Seien sie gespannt, schauen sie hinter die Kulissen, lesen sie zwischen den Zeilen und wir werden uns alle auf der Bühne des Lebens treffen. Ob Drama oder Komödie, lustige Operette oder Comic, entscheiden sie selbst. Am Ende lesen sie diese Super-Kurzfassung nochmals durch und entscheiden sich für ihr eigenes Theaterstück.

Diagnose und Verlauf

Diagnose

Der Abgrund tut sich auf.
Ich stürze ins Bodenlose.
Schmerz in meiner Seele.
Aber das Leben fängt mich auf.
Meine Kinder.

Das Leben danach

Ich beweine mich, mein Leben.
Ich will nicht akzeptieren.
Ich will hassen.
Ich will zurück.
Ich will mein altes Leben.
Doch die Zeit heilt alle Wunden.

Das Leben geht weiter

Frauenpower
Das Schreiben beflügelt mich.
Räumt meine Seele auf.
Schubladen werden geöffnet.
Geleert und verarbeitet.
Schubladen werden geschlossen.
Das Leben geht weiter.

Verlauf

Die Berg- und Talfahrt beginnt.
Bitte anschnallen.
Zurücktreten vom Alltag des Lebens.
Einsteigen und Türen schließen.
Kortisoncocktail, welch Genuss.
Nebenwirkungen nicht zu bremsen.
Der Alltag fliegt am Fenster der Klinik vorbei.
Ich möchte aussteigen,
aber es gibt hier keine Haltestation.
Interferone und Copaxone steigen ein.
Keine amüsanten Mitreisenden.

Zum Glück steigen sie wieder aus.
Aber der nächste Mitreisende
Ein griesgrämiger Alter
Im Gepäck die PML.

Progredienz

Ich stelle Fragen.
Mal wieder.
Die Zeit spielte gegen mich.
Neue Wege zeigen sich.
Blaues Blut mit Mitox.
Schleichend abwärts.
Noch ist nichts verspielt,
aber wie schnell die Jahre verflogen.
Das Ende ist offen.

Das Leben vor und nach der Diagnose

Gegensätze

Ich laufe den Berg hinauf.
Die Sonne wärmt mein Gesicht.
Ich greife alles Alltägliche.
Ich sehe klar und deutlich die Welt.
Ich lebe, ohne zu denken an das
Selbstverständliche.

Ich laufe nur zum Bergrand.
Regen und Gewitter ziehen auf.
Ich greife oft daneben, Tassen fallen zu Boden.
Ich sehe verwaschen und stolpere durch die
Welt.
Ich lebe bewusst, dass nichts
selbstverständlich ist auf Erden.

Ich schreibe mein jetziges Buch nicht in Gedicht- und Textform, weil ich meine Leser überraschen will oder irgendein Floh in meinem Kopf sitzt und meinen alten Stil ablegen möchte. Die Gedanken kamen mir so im Laufe der Monate und ich schrieb sie so im entsprechenden Moment nieder.

Die nächsten Zeilen hätte ich damals im Sommer 2011 nicht anders erzählen können. Zu traurig war diese Zeit für meine Kinder und zu groß die Ängste und gemischten Gefühle für mich während der Krankheit meines geschiedenen Mann, der leider 2011 verstarb. Unsere Scheidung war Anfang 2003, seit September 2001 lebe ich mit meinen Kindern alleine. Jahre der Gerichte und Anwaltsschreiben, erbitterte Kämpfe um jeden Euro vom Mindestunterhalt, lagen hinter uns. Ich werde nie begreifen, dass man trotz Vermögen und so einer todbringenden Krankheit solch ein Verhalten seinen Kindern gegenüber einnimmt. Aber ich hatte mit den Jahren auch gelernt, damit umzugehen, zu verdrängen und Hass und Unverständnis in relativ neutrales Denken und Empfinden umzuwandeln. Ich konnte leben mit der MS und meinen Kindern dabei zusehen, wie sie erwachsen werden. Er leider nicht. Diese schwere Zeit gehört zu unserem Leben dazu.

Den Leidensweg vom Vater der Kinder kann ich nur so beschreiben:

Unheilbar krank

Aus Wochen wurden Jahre.
Die Seele schmerzt.
Hoffen und Bangen.
Wieder eine Zeitlang geschafft.
Wunder geschehen.
Doch nur auf Zeit.
Am Ende steht das Aus.

Vertane Jahre

Die Zeit lässt sich nicht anhalten.
Auch nicht zurückdrehen.
Kinder wollen geliebt werden.
Brauchen Schuh und Brot.
Unnütz Geschriebenes.
Böse Worte.
Trug und Betrug erkauft keine Liebe.
Kinderherzen verzeihen viel,
doch nur mit Liebe.
Die Jahre sind vertan
Und die Worte nicht gesagt.

Abschied

Abschied auf Raten.
Worte, die gesagt werden sollen,
bleiben nun unausgesprochen.
Hilflosigkeit macht sich breit.
Allein nun auf Ewigkeit.
Kindertränen wollen nicht versiegen.
Tröstende Worte finden nicht in die Herzen.
Wochen fliegen dahin
und der Tod rückt immer näher.

Sterben

Abschied für immer
Das Spiel ist aus.
Der Kampf verloren.
Worte hängen in der Luft.
Nicht in Frieden zum Herrn.
Der Tod ist erbarmungslos.
Kindertränen versiegen.
Kraftlos zu Boden.
Allein.

Wunschlos unglücklich

Wir wünschen uns so viel im Leben,
um glücklich zu sein.

Wir wollen hoch hinaus,
um glücklich zu sein.

Wir rennen nach vorne,
schauen nicht zurück,
um glücklich zu sein.

Wir treten mit Füßen und schlagen um uns,
um glücklich zu sein.

Wir wollen leben auf die Kosten anderer,
um glücklich zu sein.

Wir kaufen um die Wette,
konsumieren bis zum Erbrechen,
um glücklich zu sein.

Nichts ist uns zu teuer, nichts zu billig,
um glücklich zu sein.

Wir wollen geliebt werden und lieben ohne
Sinn,
um glücklich zu sein.

Was wollen wir eigentlich,
um glücklich zu sein?

Wohin?

Wohin wird es uns verschlagen?
Aus Frust wurde Unachtsamkeit
Aus Unachtsamkeit wurde Unsicherheit
Aus Unsicherheit wurde der Alptraum
geboren.

Der Albtraum ist da, er streckt nach mir mit
eiskalten Händen,
im Nacken sitzt er, greift mich an und setzt
mich schachmatt.

Aber Trübsal blasen ist nicht mein Ding!

Die MS rumort in meinem Innern, Synapsen
geben Alarm,
nur jetzt die Nerven nicht verlieren, alles wird
gut, rede ich mir ein.

Zahlen im Kopf, Telefonhörer in der Hand, gibt
es denn keine Wohnung für uns?

Wohin wird es uns verschlagen?

Ich gebe nicht auf, es gibt für alles eine
Lösung, auch wenn sie in weiter Ferne scheint.

Beine spielen verrückt, Ameisen haben sie
erobert, aber noch halte ich sie in Schach.
Ich bete, der liebe Gott ist bei mir, auch wenn
die Lösung noch geboren werden muss.

Ich atme auf, ein neuer Weg wird beschritten.
Es wird uns zu neuen Ufern verschlagen.

> Synapsen geben Entwarnung, aber sie sind auf
> der Lauer und flüstern mir ins Ohr:
> Gib besser acht auf dich, das nächste Mal bist
> du dran!

Aus dem Albtraum bin ich erwacht, nicht gestärkt, sondern mit dem Gefühl, wieder auf dem Boden der Realität angekommen zu sein. Wie konnte ich nur unsere Wohnung kündigen, nur mit mündlicher Zusage ohne neuen Mietvertrag? Aber über mein impulsives Gemüt stolpere ich schon mein ganzes Leben, zwar ist die Landung mit den Jahren gedämpfter, aber Narben hinterlässt es allemal. Die MS steht neben mir und klagt mich an. Ich gebe ihr in allen Punkten Recht. Unachtsamkeit und Ungeduld werden nie belohnt. Ich bin wieder einmal mit einem blauen Auge davon gekommen. Ich denke über mich nach und bin nicht stolz, blicke nicht stolz zurück, sondern ängstlich. Denn ich bin zwar - anders gesund-[2], aber eben nicht gesund. Ich sehne mich nach Ruhe und Frieden, aber mache mir selbst den meisten Stress. Zum Glück sind liebe Freunde und meine geduldigen Kinder an meiner Seite, deren Nerven ich manchmal strapaziere. Verzeiht mir!

---

[2] nach dem Buch: „anders gesund. Macht Stark" von Jens Hauk, ISBN 978-3-86268-141-9

Neuigkeiten von der MS-Front

Im September 2012 referierte Herr Dr. med. Wolf Esser, leitender Oberarzt der neurologischen Klinik im Städt. Klinikum Karlsruhe, über neue Therapiemöglichkeiten (Eskalationstherapie) der Multiplen Sklerose. Mit meinen eigenen Worten werde ich die wichtigsten und interessantesten Informationen wiedergeben. Noch sind alle Daten und Informationen auf dem neuesten medizinischen Stand! Weitere und ausführliche Informationen können sie jederzeit auf der Homepage der DMSG (Deutschen Multiplen Sklerose Gesellschaft) nachlesen. Was heute aktuell ist, kann morgen schon überholt sein. Aus diesem Grund habe ich den Monat des Vortrages erwähnt.

Über die *Basistherapie (Langzeittherapien)* schrieb ich schon im ersten Buch, aber wie sie wissen nur über das *Betaferon* und *Copaxone*. Wissenswertes und Details über die beiden Interferone *Rebif 22 und 44*, ebenso das Interferon Avonex, müssen sie sich selbst informieren. Es würde hier den Rahmen sprengen und mein Buch handelt auch nur von **meinen** Erfahrungen und Medikamente, die ich selbst ausprobiert habe. Es ersetzt in keiner Weise medizinische Fachliteratur.

Dr. Esser: Wenn trotz Basistherapie die Schubrate nicht reduziert werden kann, Symptome sich nicht mehr zurückbilden, remittieren, wenn also eine besonders aggressiv verlaufende MS vorliegt, wendete man in den meisten Fälle die *Eskalationstherapie* an. Hier stehen zum heutigen Zeitpunkt nur zwei Medikamente zur Verfügung. *Tysabri* und *Gilenya*. In der Medikamentenpipeline werden für das Jahr 2013 mehrere neue Präparate erwartet. Die meisten befinden sich in der Phase-III, wie z.B. die Fumarsäure ...

Anmerkung November 2015: Mittlerweile sind alle hier im Buch beschriebenen Medikamente auf dem Markt. Bitte informieren Sie sich auf der Seite der Deutschen Multiplen Sklerose Gesellschaft (DMSG) unter www.dmsg.de oder bei Ihrem Neurologen bzw. MS-Ambulanz!

Tysabri, Wirkstoff Natalizumab, ist ein humanisierter monoklonaler Antikörper, der das Eindringen von Lymphozyten ins Gehirn verhindert. Der Wirkstoff steht seit 2006 zur Verfügung und wird alle 4 Wochen per Infusion verabreicht. Die Infusionszeit beträgt ein bis zwei Stunden und wegen Überempfindlichkeitsreaktionen sollte man eine Stunde danach zur Beobachtung in der Praxis verbleiben. Ca. 130.000 MS-Betroffene weltweit infundieren Tysabri. Die Schubreduktion beträgt ca. 68% gegenüber den Interferonen und Copaxone, die nur eine Reduktion von 29-34% aufweisen. Gilenya hat eine Schubreduktion von ca. 54%. Die

Reduktion der Behinderungsprogression (jeder 10. Patient in 2 Jahren) liegt bei Interferonen 24-37%, Gilenya 37% und Tysabri 54%.

Bekommt man trotz Tysabri einen Schub, kann dieser unbedenklich mit Steroiden behandelt werden.

Tysabri ist zurzeit das bestwirksamste Medikament auf dem Markt, was die Schubratenreduktion betrifft. Was die Nebenwirkungen betrifft, so steht dies auf einem anderen Blatt. Deswegen sollte man zuerst ein Interferon oder das Copaxone ausprobieren.

Bei einem von vier Patienten unter Tysabri verbessert sich sein Verlauf, d.h. weniger Schübe oder gar keine.

Als Nebenwirkungen unter Tysabri (Natalizumab) werden aufgeführt: Müdigkeit, allergische Reaktionen, Anaphylaxie, Leberwerterhöhung und als schwerste, aber seltene Nebenwirkung ist die gefürchtete progressive multifokale Leukenzephalopathie (PML). Die PML ist eine schwere Gehirninfektion und führt zu einer Funktionsstörung im Zentralnervensystem (ZNS) innerhalb von Tagen und ist zu Beginn schwierig von einem MS-Schub abzugrenzen. Es kommt zu einer Reaktivierung einer Virusinfektion und kann eine lebensbedrohliche Erkrankung werden. Die PML kann zu schweren Behinderungen und sogar zum Tod führen. Die Erkrankung des ZNS tritt durch eine schwere Abwehrschwäche z.B. AIDS oder nach der Gabe von *Immun-*

suppressiva z.B. Mitoxantron, Cyclosphosphamid, Azathioprin u.a. auf.

Auslöser für eine PML ist der JC-Virus, ein Polyomavirus. Weltweit sind 85% der Erwachsenen mit dem JC-Virus infiziert, in Deutschland mehr als die Hälfte der Bevölkerung, Infektion meist im Kindesalter. Die Übertragung des Virus erfolgt vermutlich über den Rachenraum oder neuere Hinweise eventuell eine fäkal-orale Übertragung. Eine PML entsteht bei immungeschwächten Personen, auch ohne Multiple Sklerose, und man vermutet eine Reaktivierung des Virus, der zu einer Einwanderung in die Nervenzellen (Oligodendrozyten) des ZNS führt, somit die Blut-Hirn-Schranke überwindet.
http://de.wikipedia.org/wiki/JC-Virus, 08.01.2013

(Weitere Informationen unter: www.smyelin.de oder wikepedia.org/wiki/Tysabri oder dmsg.de)

Dr. Esser: **Gilenya**, Wirkstoff Fingolimod, ist ein Sphingosin-Rezeptor aus der Gruppe der selektiven Immunsuppressiva. Fingolimod hilft das Immunsystem gegen Angriffe des Immunsystems zu schützen, indem es Lymphozyten (weiße Blutkörperchen) hindert, das Gehirn und Rückenmark zu befallen. Somit können Nervenschädigungen begrenzt werden. Ca. 20.000 Patienten nehmen dieses Medikament als Hartkapsel oral einmal am Tag ein seit Markteinführung Anfang 2011.

Als Nebenwirkungen werden aufgeführt: Verlangsamung des Pulsschlags, Veränderungen am Herzen, Verringerung der weißen Blutkörperchen (insbesondere der Lymphozyten), kann Infektionen begünstigen, Flüssigkeitsansammlung im Auge etc.

Bei schweren Leber- oder Lungenerkrankungen, einer aktiven Krebserkrankung, wenn ihre Immunabwehr geschwächt ist oder sie eine Herz-Kreislauferkrankung haben, darf Gilenya nicht verabreicht werden. Besondere Vorsicht ist erforderlich bei Herzrhythmusstörungen, Herzproblemen, wenn sie noch nie an Windpocken erkrankt waren, Augenerkrankungen z.B. Makulaödem (auch Augenprobleme bei Diabetes), Leberproblemen und hohem Blutdruck. Weitere Auflistungen wurden von Dr. Esser nicht gemacht, aber durch Recherche über Gilenya las ich noch viele Hinweise und Vorsichtsmaßnahmen, die sie bitte ihren Neurologen fragen. Es sei nur nochmals hier erwähnt, dass Gilenya als Eskalationstherapie in Frage kommt und wenn die Basistherapie versagt hat bzw. eine hochaktive MS vorliegt. Ebenso wie bei Tysabri wird die Schubrate und Behinderungsprogression reduziert.

Wenn unter einer Eskalationstherapie gute Erfolge erzielt werden, kann die Therapie in manchen Fällen deeskaliert werden, d.h. man wird wieder auf eine Basistherapie umgestellt.

Ein weiteres Medikament erwähnte Dr. Esser und zwar **Ralenova**, Wirkstoff Mitoxantron.

Es wird bei einer schubförmigen MS mit rascher Progredienz (voranschreitend) und bei einer sekundär chronischen MS verabreicht. Mitoxantron ist ein Anthracenderivat und wird als Immunsuppressivum in der Behandlung der MS eingesetzt und als Zytostatikum in der Krebstherapie angewandt. In der MS-Therapie wird es seit 2003 eingesetzt und reduziert die Schubrate, außerdem die Krankheitsprogression um ca. 30%.

Ralenova wird per Infusionen alle 12 Wochen stationär verabreicht und die Gaben bzw. die Maximaldosis im Leben eines MS-Patienten richten sich nach Körpergröße und -gewicht. Zurzeit beträgt die Lebensdosis 140mg.

Auch bei diesem Medikament können leichte bis schwere Nebenwirkungen auftreten: Übelkeit, Schwindel, Haarausfall, Blutbild-Veränderungen bis hin zur Leukämie, hormonelle Probleme, Herzschädigungen, erhöhte Infektanfälligkeit, Schleimhautschädigungen.

Fazit seines Vortrags: Die MS-Therapie sollte so früh als möglich beginnen, eventuell direkt nach Diagnosestellung, da die Erkrankung oft schon Jahre im Patient schlummerte. Denn Ziel der Therapie ist die Verringerung der Schubrate und Krankheitsprogression. Die Basistherapie gilt als sicher und wirksam mit wenigen Nebenwirkungen, zumindest keine lebensbedrohlichen, und somit gilt es auch, die spezifischen Risiken der Eskalationstherapie teils oder ganz zu vermeiden.

Folgende Medikamente sind zurzeit in der Warte-Pipeline: (Stand: 01/2013)

Fumarsäure für die SRMS noch in der Phase-III-Studie, orales Medikament, evtl. ab Sommer 2013 auf dem europäischen Markt.

Teriflunomid für die SRMS noch in der Phase-III-Studie, orales Medikament, Zulassung seit 2012 für den europäischen Markt beantragt.

Ocrelizumab für die SRMS noch in der Phase-II-Studie, intravenös (Infusionen).

Da ich seit 2011 nun sekundär chronisch progredient bin, kommt nur noch das Medikament Mitoxantron in Frage. Tysabri habe ich im Mai 2011 absetzen müssen bzw. ich war ebenso von der Wirksamkeit Monate davor nicht mehr überzeugt. Man kennt seinen Körper am besten und ich konnte Veränderungen wie ständig niedrigen Blutdruck und eine schleichende Progression selbst feststellen. Mit Kortison waren die angeblichen Schübe, in den Augen der Ärzte und in meinen Augen eine schleichende Progression, nicht zu stoppen. Außerdem war mein JC-Virus unerwartet positiv, nachdem er zu Beginn der Therapie negativ getestet wurde.

Ebenso geht man davon aus, in der Kombination positiver JC-Virus und länger als 2 Jahre Infusionszeit mit Tysabri, steigt das Risiko der PML. Nun gut, ich hörte auf und profitierte noch 2-3 Monate nach Beendigung der Therapie von einem gewissen Schutz, dann hatte ich einen kleinen körperlichen Einbruch. Bevor die nächste Therapie begonnen wird, sollte man mind. 3 Monate therapiefrei sein, besser sind 6 Monate, aber es kommt auch auf die Krankheitsaktivität jedes einzelnen an. Der Wechsel von Tysabri direkt anschließend zurück zu Copaxone scheint unbedenklich.

Äußerlichkeiten

Wie lässt du dich nur blenden
Von meinem Äußeren!
Du schaust mir ins Gesicht,
verdeckt die Augenringe und die Blässe unter Farbe.
Du schaust mich von oben bis unten an,
abgenommen hätte ich,
doch die Lüge steht dir zu Gesicht.
Du schaust mir hinterher,
du meinst, ich könnt ja noch laufen.
Du meinst, du schaust mir in die Seele,
erkennst meine Gefühle hinter einer Maske,
doch die Lüge steht dir zu Gesicht.
Mein Lachen vertuscht mein aufgewühltes Inneres,
ich werde niemanden in meine Seele blicken lassen.
Zu oft wurde ich verletzt,
Vertrauen wurde zur Zerreißprobe.
Glück wurde zum Wunschdenken.
Gesundheit als wertvolles,
doch nun undenkbar.
Blicke, die mir folgen,
brennen sich in meine Haut.
Mut nur gespielt für andere.
Zufriedenheit für kurze Zeit.
Frieden nur mit mir selbst.
Anerkennung durch meine Kinder,
geheuchelt von manch anderem.
Laufstrecken zu Stolperfallen,
Berge nun unerreichbar.
Wie lässt du dich nur blenden
Von meinem Äußeren!

„Innerlichkeiten"

Ich liebe meine Kinder, doch mich zu wenig.

Ich blicke in den Spiegel, überpinsle mein blasses Gesicht.

Ich trage eine Maske, spiele meine Rolle fast perfekt.

Ich liebe himmelhoch jauchzend, zu Tode betrübt.

Ich kämpfe für andere, für mich bleibt keine Kraft,

Ich sehne mich nach Anerkennung, umsonst.

Ich biete meine Hilfe an, allein doch in der Not.

Ich will leben, habe es verlernt.

Ich will beschützen, bedarf selbst Schutz.

Ich möchte Nähe, doch wieder Distanz.

Ich will Vertrauen, Misstrauen am Ende.

Ich will leben, ich habe verstanden.

Ich liebe mich, auf immer und ewig.

Ich akzeptiere, was ich nicht ändern kann.

Ich verwandle mich ständig, lerne bis zum Ende.

Ich bin angekommen.

Die MS trat in mein Leben

Die MS trat in mein Leben,
still und leise,
ich ahnte nichts von ihrer Wut und Ausdauer.

Die MS zeigt mir meine Grenzen,
jeden Tag aufs Neue,
gnadenlos.

Die MS krempelte mein Leben um,
nichts ist, wie vorher,
doch zeigte sie mir neue Wege.

Die MS macht einsam,
sie macht mutig,
sie verändert mich,
sie verändert die anderen.

Die MS spiegelt mein Leben,
Ruhe statt Ruhelosigkeit,
Hoffnung statt Frust,
sie stärkt mein Ich.

Die MS ist ein Teil meines Lebens,
mal mehr, mal weniger,
ich träume und hoffe,
ich lasse los und vergebe.

Die MS stärkt mich,
zeigt mir wahre Freunde,
vertreibt einen geliebten Menschen
und doch möchte ich sie nicht mehr missen.

Seit 20 Jahren schlummert die Multiple Sklerose in mir und seit 2004 habe ich es schwarz auf weiß.

Lesung im „Quellenhof" in Bad Wildbad (Schwarzwald)
Zurück

Ich komme an, an diesem Ort,
wunderschön der schwarze Wald,
Regen fällt, die Tropfen wie Kristalle,
ein angenehmes Gefühl hier zu sein,
und doch so fremd.

Ich treffe Menschen,
teils mit Verstand, teils mit Herz,
freundschaftlich und andere ohne Namen,
der Tag ist lang,
ich bewege mich durch den Ort,
Erinnerungen werden wach,
lang ist es her und doch nur ein Jahr,
die Klinik zu meinen Füßen,
hier fühle ich mich behütet,
und doch so allein.
Ich gehöre nicht mehr dazu,
doch heute Abend für zwei Stunden,
ist es wieder meine Welt,
Ohren lauschen, wir sind verschworen,
gebunden an demselben Geist,
der lahme Beine und uns anders gesund
macht.

Wie schnell die Zeit vergangen ist,
ich drehe dem Ganzen den Rücken zu,
die Sonne scheint heute am blauen Himmel,
der schwarze Wald grün und grau,
der Abschied fällt mir schwer,
ich fühle mich verbunden und doch allein,
jeder geht seines Weges
in die Welt der Gesunden.

Unbekannter Bekannter

Ich sah dich das erste Mal am Ort,
der mir zur Ruheoase wurde.
Inmitten von Menschen
Und doch sah ich nur Dich.

Wir haben kaum miteinander gesprochen,
und doch verstanden wir uns vom ersten
Moment.
Ich verließ diesen Ort und dich,
mit wehmütigem Herzen ,
ein letzter Blick zu Dir.

Wir schreiben uns,
öffnen unsere Herzen,
aber nicht für einander.
Meine Hoffnung stirbt,
die Entfernung zu weit.

Du bist wieder frei und ich wieder gebunden,
ein kurzes Verlieren.
Die Monate fliegen dahin,
du hältst an mir fest,
nur per SMS und Festnetz.

Ich bin wieder frei und du wieder gebunden,
warum verfehlen wir uns seit einem Jahr?

Ich komme zurück an den Ort der Ruheoase,
du in der Menge, doch sah ich nur dich.
Wir haben uns wieder verpasst,
aber wie lange noch?
Unser Leben ist viel zu kurz
und der Ist-Zustand schnell vorbei.

Unbekannter Freund

Mein Besuch ist vorüber,
Vergangenheit.
Ich denke an Dich,
schreibe Dir wie gewohnt,
doch mein Herz weint.
Ich sehne mich nach Dir,
mein unbekannter Freund.
Du bist gebunden und doch traurig,
ich bin frei und doch traurig.

Ich will dich umarmen,
denn die Umarmung gestern, spüre ich noch.
Ich will mit Dir sprechen,
denn gestern war zu kurz.
Ich will Dich sehen,
denn ich möchte in Deine Augen blicken.

Unbekannter Freund...
Das Leben wird uns zeigen,
ob wir den Zug nicht mehr verpassen,
der Zug der Überraschungen und Ideen.
Wo wird er anhalten,
wo werden wir einsteigen,
werden wir uns erkennen,
an der richtigen Haltestelle?

Unbekannter Freund...
Wenn es nun sein soll,
erkennen wir uns an den Augen,
in der Menge der Fahrgäste,
an der Umarmung zur Begrüßung,
am richtigen Ort zum richtigen Zeitpunkt.

Dieser Zug ist der Beginn eines neuen Lebens,
mit Höhen und Tiefen,
mit Progression und Stillstand,
mit Aufstehen und Hinfallen,
mit Glück und Verstehen,
mit Geduld und Respekt,
mit Füreinander in alle Ewigkeit.

Eine kurze Zusammenfassung meines dritten Buchs „Mademoiselle klopft an meine Tür!" Der eigene Weg mit der Depression und einer Portion Humor.

Eine kleine Leseprobe möchte ich ihnen nicht vorenthalten:

... „Ich hoffe, Mademoiselle, meine Depression, wird mich nicht mehr so häufig besuchen. Und wenn sie dann doch an meiner Tür klopft, werde ich ihr höflich einen Espresso kochen und sie zu anderen Mitbewohner schicken. Irgendwie haben wir uns lieb gewonnen, aber wir können es auch aushalten, ohne den anderen ständig zu besuchen.
Ach, sie wissen nicht von wem ich spreche? Wie unhöflich von mir!
Mademoiselle ist die schwarz gekleidete Dame, schwarzer Hut und Handschuhe, wohl gemerkt lange schwarze Ballhandschuhe, knall rot geschminkter Mund und weiß gepudertes Gesicht. Ihre grauen Haare hat sich diese alte Schachtel doch wirklich blondieren lassen! Nun, nicht gerade mein Geschmack finde ich, in ihrem Alter, aber jeder, wie es ihm beliebt. Keiner weiß, wo sie wohnt oder herkommt. Sie ist einfach da, wenn man sie im Leben am wenigsten braucht. Aber wann kommt eine Depression zum richtigen Zeitpunkt? Wohl nie.

Wer sie vor meine Tür abgeliefert hat, mit all ihrem Gepäck und ihren Hutschachteln, keine Ahnung! Sie hat es mir nie verraten.

Wir hatten enorme Startschwierigkeiten, um miteinander auszukommen. Aber mit der Zeit gewöhnten wir uns aneinander und konnten dann miteinander arbeiten. Eines Tages kam dann der Zeitpunkt des Abschieds, denn schließlich wollte ich meine neue Mitbewohnerin nicht ewig kostenlos bei mir wohnen lassen. Denn es musste immer der beste Espresso sein und die Kekse waren auch ständig leer.

Nach über einem Jahr packte sie ihre sieben Sachen und verließ mich mit einer herzlichen Umarmung, denn andere arme Seelen brauchten sie nun mehr. Zum Glück! Es wurde auch für mich Zeit, wieder am Leben teilzunehmen und den Blick nach vorne zu richten, anstatt ständig wie eine Katze die alten Wunden zu lecken."

Ich gab meiner Depression einen Namen. Dies war meine Selbsthilfe in der größten seelischen Not, ein Segen und wahrer Glücksmoment, denn ich konnte an diese schwarz gekleidete Frau, „meine" Mademoiselle, meine Depression abgeben.

Jede Krankheit möchte uns etwas mitteilen und auf meinem langen Weg aus der Depression erzähle ich mit viel Offenheit und Ehrlichkeit über meine neuen Erkenntnisse und Gefühle.

Mademoiselle

Ich frage mich oft,
wo du gerade bist.

Die Nächte ein Versinken, nichts denken.
die Tage ein Gräuel,
tatenlos und ohne Gefühle,
schemenhaft und kalt.

Dein Klopfen an der Tür hörte ich,
und ließ dich eintreten.
Ein Einzug ohne Pomp,
ein Abgang mit Fanfaren.

Du hältst mir den Spiegel vors Gesicht,
tanzt mit mir Walzer,
trinkst Espresso und lachst.
Du lehrst mich wieder zu denken,
zu leben und zu gehen.
Erst Schritt für Schritt,
dann gehen wir auf Reisen.
Ich möchte das Jahr mit dir nicht missen.
Nahm Abschied von dir unter Tränen,
aber du wurdest wo anders gebraucht.
Du nahmst deine Koffer und Hutschachteln,
ich winkte zum Abschied
und schloss leise die Tür hinter dir.

Ich frage mich oft,
wo du gerade bist.

Die Wandlung

Schwarz gekleidet mit schwarzem Hut,
knall rote Lippen,
Blond gefärbte Haare,
Oma statt Mutter,
so standst du vor meiner Tür.

Wir verändern uns beide,
ich innerlich,
du äußerlich.

Ohne dich kein Überleben,
die Sonne verblasst,
der Himmel grau,
das Aufstehen zur Tortur,
endlos der Tag bis zur Neige.
Kein Entrinnen,
dumpf die Gefühle,
das Herz zu Stein.

Mit dir ein Überleben,
die Sonne scheint,
der Himmel blau,
das Aufstehen mutig,
das Leben ist wieder bunt,
die Wandlung vollbracht.

Wer mich wirklich gut kennt, versteht meine folgenden Wortspielereien. Fremde Menschen werden mich vielleicht besser verstehen und blicken hinter die Maske, was Wissende nie erahnen können und wollen.

Im Nicht-Verstehen-Wollen verstecken sie sich hinter ihrer Maske. Viele Wegbegleiter würden sich entdecken, wenn sie ihre eigene Maske abnehmen würden. Nichtsahnend ... Nichtwollen ... Pragmatismus ... Egoismus ... Unsicherheit...

Maske

Vor langer Zeit setzte ich eine Maske auf.
Schon als Kind griff ich zur Maske.
Sie schützt mich vor Fragen, Antworten weichen.
Die Maske spiegelt ein heiteres Gesicht.
Verbirgt mein wahres Gesicht.
Mein Maskengesicht narrt Dich und doch bin ich der Narr.
Du hörst mir zu, doch hören tust Du nur, was ich nicht denke.
Wie täuscht Dich doch nur meine Maske.
Doch die Maske sehe nur ich.
Ich habe Dich genarrt.
Ich trage die Maske nur für mich.

Maske II

Keiner sieht hinter meine Maske.
Sie schützt mich vor wissenden und fragenden
Blicken.
Ich bin allein hinter meiner Maske.
Und doch so sicher mein Auftreten nach
außen.
Meine Schwächen behalte ich für mich hinter
meiner Maske.
Die Angst, entdeckt zu werden, ist groß
und die Fragen der Wissenden versetzen mich
in Panik.
Eine Maske muss her. Meine Maske – mein
Schutz.

Doch der Wissende wäre meine Rettung.
Der mich liebt und annimmt, so wie ich bin.
Doch meine Unsicherheit steht mir im Weg.
Meine Maske schützt mich vor Ablehnung.
Ich setze die Maske auf und bin wieder allein.

Maske III

Ich hasse meine Maske und liebe sie sogleich.
Ich spiele ein Spiel.
Innen weich und außen hart.
Sensibel und doch abweisend.
Oberflächliches Geschwätz, das nicht das ist,
was es wirklich ist.
Hinter der Maske schreie ich nach
Anerkennung und Liebe.
Doch wenn ich sie abnehme, schreie ich nach
Schutz der Maske und Ablehnung durch dich.
Denn ich sage nicht das, was ich sagen
möchte, was ich nicht zu sagen vermag.

Maske IV

Kein Mensch kann mir die Maske abnehmen,
ich lasse es nicht zu.
Zu groß ist die Angst, verletzt zu werden und
erkannt zu werden,
wer ich eigentlich bin.

Maske V

Ich verabscheue mein Spiel.
Es ist oberflächlich und ohne Gefühl.
Ich möchte, dass Du mir hilfst.
Wenn Du deine Hand ausstreckst, versuche
ich sie zu nehmen.
Ich möchte aus meinem Schatten treten.
Aus meiner Angst und Unsicherheit.
Ich will das Licht sehen und die Sonne spüren.
Lass mich vor meiner Einsamkeit fliehen.
Meine Mauern sind hoch und die Anzahl der
Masken groß.
Ich schlage um mich und verletze.
Aber ich habe nur gelernt,
wonach ich hoffe und schreie.
Lass auch Du mich nicht allein,
schau in mein Inneres hinter die Maske,
auch wenn es nicht leicht wird.

Maske VI

Ich setze die Maske wieder auf und bin allein.
Ein Versuch war es wert.
Zu lange habe ich gezögert.
Der Moment zerfiel zu Staub.
Es gibt kein nächstes Mal.

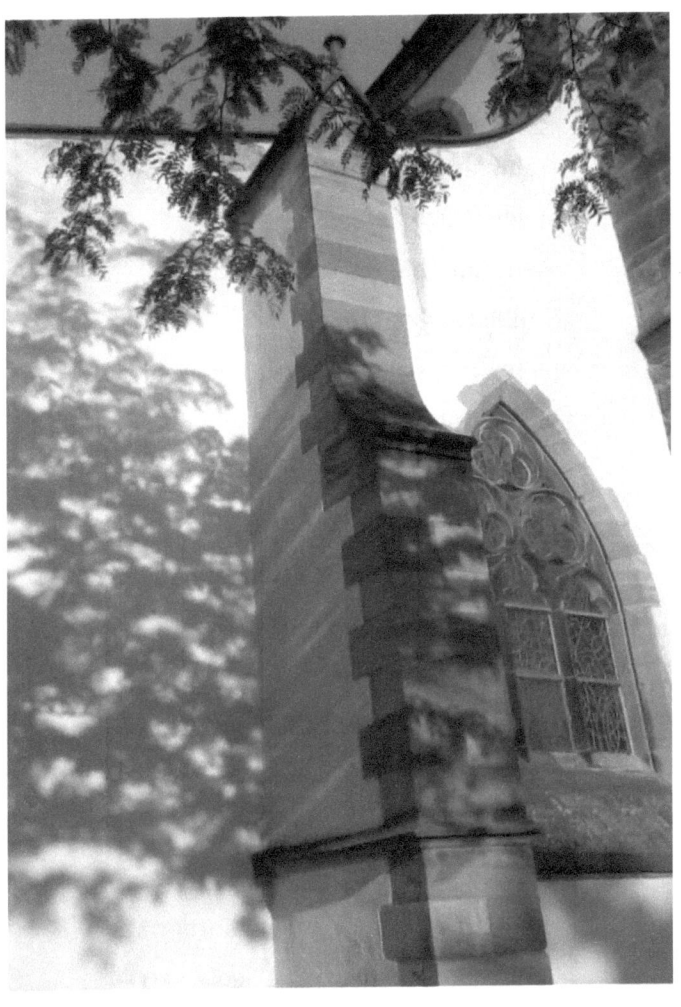

Folgende Zeilen geschrieben auf einer Bank, glücklich und zufrieden vor der Stiftskirche in Landau/Pfalz!

Der Schatten an der Kirchenfassade

Der Schatten an der Kirchenfassade,
stahlblauer Himmel über mir,
spiegelt sich in meiner Seele.
Mein Herz hüpft vor Freude.
Endlich angekommen.
Mein eingeschlagener Weg ist richtig,
meine Entscheidung ebenso.
Ich stehe auf und verlasse den Schauplatz,
blicke frohgelaunt zurück,
zum Schatten an der Kirchenfassade.

Ich trete aus dem Schatten

Ich trete aus dem Schatten,
hinaus in die Welt.
Dunkle Tage und Stunden hinter mir,
Sonne durchflutet meine Seele.
Befreit von trüben Gedanken,
das Leben hat mich wieder,
Nur wusste ich es lange Zeit nicht mehr.

Vor der Diagnose bis zum heutigen Tag!

Veränderungen

Schleichend kamst du in mein Leben,
dezent und so leicht wie eine Feder.
Ich spürte dich nicht,
lebte weiter, ohne von deiner Existenz zu ahnen.

Drei Jahre flogen dahin,
geprägt von Sorgen und Angst meines Kindes.
Du betäubtest meine Beine,
ich schob dich zur Seite.
Nichtsahnend,
dass du auf der Lauer liegst.

Unser Leben veränderte sich schlagartig,
kaum zwei Jahre später.
Jetzt riefst du nach mir,
strafst mich mit lahmen Beinen und Müdigkeit.
Doch ich hatte keine Zeit, dir zu zuhören.
Ich kämpfte blind und schlug um mich,
retten musste ich, was zu retten war.
Ich ignorierte dich erneut.

Der Tag kam und du schlugst
erbarmungslos zu.
Deine Geburtsstunde war
gekommen.
Unwiderruflich und unheilvoll.
Ich konnte dich nicht mehr
leugnen,
und spürte dich in Schüben.
Du und ich, auf immer und
ewig.

Kampf

Ich kämpfte an allen Fronten
Ich kämpfte gegen dich.
Ich habe den Kampf verloren.

Akzeptanz

Wer kämpft, hat schon zu
Beginn verloren.
Wer akzeptiert, hat Kraft.
Wer mit dir gewinnen will,
muss dich akzeptieren.

Leben mit dir

Ich habe dir notgedrungen
einen Platz in meinem Leben
gegeben.

Ich liebe dich nicht, aber
akzeptiere dich.
Du hast mir Dinge gezeigt, die
ich vergaß.
Ich begehre auf, du zeigst mir
meine Grenzen.
Du zeigst mir neue Wege.
Ich möchte fliehen,
du hältst mich zurück.
Ich stürze in die Tiefe,
du gibst mir deine Hand.
Ich blicke nach vorne,
du bist an meiner Seite.

Veränderungen II

Du kamst unbemerkt.
Ich ignorierte dich.
Du kamst in Schüben.
Ich ignorierte dich.
Du bist nun schleichend.
Ich muss dich nun akzeptieren.

Eine Ära geht zu Ende.

Chronisch progredient ist nicht
das Ende.
Es ist ein neuer
Lebensabschnitt.
Die Ära der Schübe ist zu Ende.

Das Schleichen auf Sohlen hat
begonnen.
Keine neuen Therapien am
Himmel.
Aber die Sonne geht jeden
Morgen immer noch auf.
Tränen sind getrocknet.
Mut und Hoffnung als
Wegbegleiter.
Die Ära ging zwar zu Ende,
aber ein neuer Weg wird
beginnen.

Es ist gut, so wie es ist.

Ich bin angekommen, hier und
jetzt.
Ruhe und Frieden.
Keine Schübe mehr, wie
befreiend.
Du bist kein Feind, du bist
Vertraute.
Nicht lieben, aber Annehmen.
Freude und Gelassenheit.
Ungewiss und progredient die
Zukunft
Annehmen, was nicht zu
ändern ist.

Mitox – blauer Engel

Ich muss mich bald entscheiden.
Schonfrist von sechs Monaten.
Tysabri gegen Mitoxantron.
Pest gegen Cholera.

Es ist eine Chance auf dem schleichenden Weg.
PML gegen Leukämie.
Misserfolg gegen Hoffnung.
Stabilität gegen Fortschreiten.
Hoffnung gegen Mut.
Sarkasmus gegen Zufriedenheit.
Farblos gegen Blau.
Ausgeglichen gegen Bangen.

Ich werde mich entscheiden, blauer Engel,
aber die Zeit ist noch nicht gekommen.

*Dieses Gedicht schrieb ich nach der „frohen"
Botschaft der Ärzte, dass im chronischen
Bereich nur noch Mitoxantron für mich als
Therapie in Frage käme.*

Schutzengel meines Lebens

Die Schutzengel meines Lebens
fliegen so hoch,
dass ich sie nicht mehr sehe.

Ich rufe nach ihnen,
doch sie antworten mir nicht.

Haben sie mich verlassen?

Ich fühle mich allein gelassen
und einsam,
versuche zu akzeptieren,
dass mal wieder nichts so ist,
wie es war.

Ich rufe nach ihnen,
doch ich höre nur das
Rauschen des Windes.

Die Schutzengel unseres
Lebens fliegen nie so hoch,
dass sie uns aus den Augen
verlieren würden.

Schwache Worte,
geschrieben in einem Augenblick der Schwäche,
akzeptiert und verpackt in einer Schublade,
Blick nach vorne, mir selbst am meisten verziehen,
kann nichts ändern, deswegen kein Blick zurück,
ich will Frieden mit der MS, trotzdem auf der Hut
vor ihr,
aber heute mit einem Schmunzeln!

Meine freundliche MS!

Heut bin ich gut gelaunt, meine MS.
Freundlich dir gesinnt,
du flüsterst mir leise Wörter zu,
ich schmunzle und ignoriere dich.

Mademoiselle und Madame MS,
sitzen in einer Reihe,
griesgrämig die eine, giftig die andere,
schwarzer Hut und grüne Schuh,
geschmacklos wie ihre Witze und Aktionen,
beide in Schüben, dann chronisch,
Mademoiselle und Madame MS,
ihr könnt mich mal!

Morgen bin ich gut gelaunt, meine MS.
Gelassen zeige ich dir den Rücken,
du pfeifst nach mir, ich ignoriere dich,
ich schmunzle und freu mich für mich.

Heute, elf Jahre nach der Diagnose, nach dem ersten Schock, der Verleugnung, dem Zorn und der Wut auf einen unsichtbaren Gegner, habe ich heute akzeptiert. Es hat zwar Jahre gedauert um zu dieser Erkenntnis zu gelangen, dass man mit einer unheilbaren Erkrankung wie der Multiplen Sklerose leben kann und zufrieden. Bei mir gibt es auch die depressiven Tage, Situationen, die vor zwei Jahren oder noch vor Monaten ohne Probleme zu bewältigen waren. Aber ich gehe heute durch solche Tage mit der Erkenntnis, dass mich die Sehnsucht zurückzublicken nicht weiterbringt, mich lähmt im Handeln und traurig macht. Kurze Momente lasse ich auch diese Gefühle zu, und wenn der Moment zu groß wird, versuche ich, mich abzulenken oder mit irgendjemandem zu reden. Die virtuelle Welt wie Facebook, die viele Monate zur Sucht wurde, erkannte ich als eine, die mir persönlich und meiner Stimmung nicht gut taten. Ich halte Kontakt zu vielen lieb gewonnenen Menschen, wo es anders nicht möglich ist, aber für mein Seelenheil bevorzuge ich doch ein Telefonat oder einen kurzen Besuch bei einer Freundin. Die Einsamkeit erdrückt mich weniger als noch letztes Jahr und ich habe für solche depressiven Phasen Rituale entwickelt. Es ist keine Patentlösung, aber für mich ein Versuch, wieder die Schieflage zu überstehen.

Ich werde „meine" Lösungsideen hier einmal aufzählen, nicht chronologisch, ich handle, wie

ich mich fühle und was in diesem verhexten Gefühlsdusel für mich wichtig ist:
- Ich gestehe mir ein, dass ich Schwächen infolge der MS habe, und bitte um Hilfe z.B. von meinen Kindern, Eltern, etc.
- Wenn ich müde bin, lege ich mich schlafen und stelle mir einen Wecker. Denn zu lange schlafen, lässt die Stimmung noch weiter absinken.
- Ich lese ein Buch gemütlich im Winter mit Kerzen und Cappuccino und im Sommer auf dem Balkon im Schatten. Der Haushalt läuft mir nicht davon. Schade!
- Ich setze mich auf mein Fahrrad und fahre in die Stadt. Manchmal sehr zäh die 1,5 km Fahrstrecke und brauche dann während dem Einkaufen Pausen. Es gelingt mir dann, die Puddingbeine zu ignorieren. Und wenn es vom Laufen einfach nicht geht, dann setze ich mich in meinen schwarzen Miniflitzer und ignoriere blöde Bemerkungen: „Die paar Meter läufst du nicht oder fährst sie mit dem Rad!" Alles Idioten.
- Ich habe endlich mit 47 Jahren gelernt zufrieden alleine im Café zu sitzen, mit oder ohne Buch, blickend und beobachtend in die Runde, ohne ständig verschämt nach einer Beschäftigung zu suchen. Die nächste große Herausforderung wird sein, alleine in Urlaub zu fahren. Aber das kann dauern.
- Feldenkraisübungen zu machen, aber gelingt mir selten an den düsteren Tagen,

die oft noch durch die Fatigue geprägt sind.
- Mails checken und beantworten, ein kurzer Blick in unsere kleine Frauengruppe bei FB.
- Freundin oder meine Mama anrufen.
- Meinen Tag so planen, wie es für mich richtig ist, nicht von anderen aus dem Konzept bringen lassen. Wenn sich jemand mit mir für den nächsten Tag verabreden will und ich bin unfähig, zu entscheiden, melde ich mich am nächsten Tag zurück. Denn in der Vergangenheit habe ich solche Termine wegen Überforderung dann eh abgesagt. Es ist aber schwer bei Gesunden, hier auf Verständnis zu hoffen.
- Im Haushalt Prioritäten setzen.
- Nicht über meine Grenzen gehen. Bsp.: Ich musste im Januar in meinem Schlafzimmer an zwei Wänden insgesamt ca. 13qm die Farben überstreichen. An vier Samstagen war ich je 1,5-2h mit Streichen beschäftigt, anschließend waren alle Aktivitäten für das Wochenende gestrichen. Ich bin so froh, dass ich solche Dinge, zwar sehr langsam und mit großer Anstrengung, aber noch ausführen kann.
- Defizite durch die MS nicht beweinen, sondern meine Potenziale nutzen und sie einsetzen.
- Nein sagen!
- Hilfsmittel, wie Paulchen, meinen Stock, oder meinen Rollator einsetzen. Den Rolli

setze ich so gut wie gar nicht ein, zu schwer und umständlich in meinem Peugeot 107 zu heben, außerdem sollte man den Rollstuhl so lange als möglich nicht benutzen, aber doch so früh als möglich bei vorangeschrittener MS zum Kräftesparen und zur Mobilität.

Ich könnte jetzt noch Ratschläge geben wie regelmäßig Sport machen, Yoga- und Entspannungstechniken und eine gesunde Ernährung, Stress vermeiden u.v.m. Es gibt kein Patentrezept weder für ein erfülltes Leben, noch für ein Leben mit der MS. Erstens muss jeder selbst wissen, was ihm gut tut, und zweitens liegen mir gute Ratschläge so fern wie das Nordkap, denn nicht nur schlechte, sondern auch die faulen Tage gibt es bei mir.

Die vielen Fachzeitschriften und Bücher sind voll damit, aber die wenigsten führen doch, sind wir mal ehrlich, nur einen Bruchteil an Empfehlungen durch. Ich respektiere jeden, so wie er ist und wie er mit seiner Erkrankung umgeht. Ich biete meine ehrenamtliche Hilfe und mein Wissen in der DMSG-Rheinland-Pfalz an, lasse mich ebenso auch gerne belehren, aber die neidvollen Äußerungen und drei Rezensionen bei Amazon, weil ich noch laufen kann, hatten mich sehr verletzt. Aber ich lernte doch damit umzugehen, nicht ohne die Hilfe und netten Kommentare meiner „Facebook-Freunde". Und um das Ganze zu beenden: „Liebe Neider, ich habe euch verziehen, werde aber nicht Gleiches mit Gleichem vergelten und wenn es soweit ist, dass ich im Rolli sitze, werdet ihr die Ersten sein, die es erfahren. Ich trage es mit schwarzem Humor und verzeihe ihnen ihre Bitterkeit, die ihnen ihre Lebenssituation vermittelt hat. Ich hoffe für jeden Menschen, dass er in einer Lebenskrise mit Mut und Zuversicht umdenkt und sich neu orientiert. Und ich denke, dass wir zu unserem Ursprung zurückkommen sollten, wir finden viele Antworten in uns selbst.

Der Prozess, den ich seit der Diagnose bis heute durchlaufen habe, war steinig, da ich lange Zeit nicht akzeptieren wollte, dass sich mein Leben quasi von einem Tag auf den anderen geändert hatte und zwar in jedem Bereich. Der schwerste Schub meiner MS-Karriere Ende November 2008 brachte die ersten Steine ins Rollen und ein Denkprozess wurde ausgelöst auf meinem unbekannten Weg. Seit ich mich auf die Suche, das Neue zu finden bzw. zu sehen eingelassen habe, habe ich auch mit mir Frieden geschlossen. Ich habe wieder Vertrauen in mein eigenes Leben gefunden, meinen Glauben durch Gottvertrauen und mich selbst angenommen.

Die schwere Depression, die ich im dritten Buch beschreibe, in dem ich vom Besuch meiner Mademoiselle erzähle, war auch ein Teil einer Wegstrecke, die mir bewusst machte, mich selbst anzunehmen und mir zu verzeihen. Dies beschreibt auch Pater A. Grün sehr schön in seinem Buch „Das Buch der Lebenskunst", aus dem ich von Zeit zu Zeit Passagen lese. Ich habe auch gelernt, mich mit meinen Schwächen und Ungereimtheiten anzunehmen. Mich nicht anzupassen, wenn es mir nicht gut tut, sagen, warum ich so und nicht anders denke, wenn mir eine Beschäftigung keinen Spaß oder keinen Sinn verspricht, wenn der Alltag mich mal wieder einholt, dann lasse ich los, denn das habe ich wirklich gelernt in den letzten Jahre. Loszulassen! Auch Menschen und Gewohnheiten, mich neu zu orientieren und Aufgaben suchen, die mir Spaß machen und zu meiner inneren Einstellung passen. Nach einem stressigen Tag mit der Feldenkrais-Methode meinen Körper zu entspannen, Schmerzen zu minimieren und meinen Geist ausruhen zu lassen. Ich kann endlich Stille ertragen, sie gibt mir Ruhe und Kraft, ich habe das Gefühl mit meiner Seele zu kommunizieren. Dies ist auch eine Form der Heilung. Mit sich im Reinen zu sein, sich vom Alltag zurück zuziehen und die Stille suchen, kann sicher auch zu einer tiefen Zufriedenheit führen.

Die Diagnose Multiple Sklerose war eine Aufforderung an mich, sich dem Leben, meinem Leben, zu stellen! Ich bin nicht daran zerbrochen, ich bin gewachsen an neuen Aufgaben, beschenkt worden von Menschen und wachgerüttelt worden, dass aufgegebene Träume noch gelebt werden können. Was zuerst als Kampf und Aversion von mir gesehen wurde, kippte nach kräftezehrenden und schubreichen Jahren zu Akzeptanz und bedachtem Handeln mit Ruhe!

Solch einen heilsamen Weg wünsche ich ihnen und denken sie an meinen alten Mann, der mir vor Jahren sagte, als ich die Diagnose Multiple Sklerose erhielt: „In jedem negativen Erlebnis oder einer negativen Lebenserfahrung findet man noch etwas Positives!" Damals verstand ich ihn nicht und erklärte ihn als verrückt.
Heute kann ich seine Aussage bestätigen, auch wenn es manchmal schmerzt und die Suche nach dem Positiven schier unmöglich erscheint.

So, nun ist es Zeit, sie zu verlassen, ich schließe dieses Buch mit Freude, Gelassenheit und innerem Frieden, auch in der Hoffnung, Mut und einen Weg zur Akzeptanz gezeigt zu haben, aber meinen eigenen Weg. Ich möchte niemanden zur Feldenkraislehre bekehren, aber vielleicht finden sie eine Methode der Bewältigungsstrategie, die ihnen im Alltag Zufriedenheit und eine Energiequelle gibt. Ich hoffe sehr, auch Menschen ohne MS und Angehörige mit meinen Gedanken, Gefühlen und Geschichten erreicht zu haben. Ein Miteinander und einen passenden Weg zu suchen und der Krankheit ihre Bedrohung zu nehmen. Eine Aufforderung, sich dem Leben zu stellen!

Wir sehen und lesen uns bestimmt! ...ich bin dann wieder mal weg!

Ihre Caropower mit Frauenpower mit MS.

Gedicht

Jedermanns Clown

Ein Clown, der lächelt meistens still,
obwohl er eigentlich weinen will.

Seine Ängste, Nöte, Sorgen,
tief im Innern hält er sie verborgen.

Doch zeigen wird er sie nicht,
auch wenn er fast daran zerbricht.

Den Clown wird es wohl immer geben,
in mir, in Dir, in jedermanns Leben.

© jh (für Caro)

Jens, selbst Autor schrieb mir dieses Gedicht
in einem Moment, wo ich Zuspruch brauchte
und er spürte dies trotz großer Entfernung.
DANKE.

Was mir noch am Herzen liegt, kommt wieder zum Schluss!

DANKE

... meinen besten Freunden für ihre Geduld und Fürsorge.

... meinen Kindern für ihre Liebe und absolutes Verständnis in manch schwierigen Situationen.

... meinen Eltern und meinem Bruder für ihren Einsatz, Geduld und ihre Liebe.

... Herrn Dr. von Schradar, Herrn Professor Grau und dem Pflegeteam der Neurologie und MS-Ambulanz des Klinikums Ludwigshafen am Rhein

... meinem Neurologen Dr. Ehrhardt und seinem netten Team, ich schätze sie sehr!

... Ärzte und Pflegediensten der Neuro-1 des Pfalzklinikums in Klingenmünster für offene Gespräche, Betreuung und das Mutmachen.

... meinen freundschaftlichen „Lektoren" Birgit Heid und Steffen Bauer für unzählige Stunden des Korrekturlesen.

... meinen Leserinnen und Lesern!

**Die Schutzengel unseres Lebens
fliegen manchmal so hoch,**

dass wir sie nicht mehr sehen können,

**doch sie verlieren uns niemals
aus den Augen.**

(Jean Paul)

Nachtrag, der nicht in der Trilogie zu lesen ist (2013):

Heute, den 9. Juni 2013, beschloss ich an einem sonnigen Tag, mein dritter Teil von „Frauenpower trotz MS" doch gesondert von der Trilogie, zu veröffentlichen. Die Herausgabe dieses Buchs ist für meine treuen Leser, die schon die ersten Bücher kennen und die sicher gespannt sind, wie heute mein Leben aussieht, ohne gleich die Trilogie kaufen zu müssen.

Aber Sie können natürlich gerne auch meine Geschichte von hinten aufrollen und den positiven Teil meiner Lebenserfahrung mit der Erkrankung Multiple Sklerose als erstes lesen.

Blumendünger zu trinken und Reiki sind für mich keine Alternative, um meine MS in Schach zu halten. Auch jetzt nicht in einem erneuten aufgesetzten Schub, der mich unvermittelt am Donnerstag traf und doch war es voraus zusehen. Über ein Jahr ohne Basis- oder Eskalationstherapie musste es mich ja wie ein Seitenhieb treffen, vor allem, wenn man ein Alltagspensum eines Gesunden absolviert.

Deswegen sitze ich nun hier auf meiner Liege im schattigen Kühl des Balkons, umringt von einer Blumenpracht eigens selbst gepflanzt und habe mir absolute Ruhe für die nächsten Wochen verordnet. Mein Leben bzw. meinen Alltag überdenke ich ohne

Schuldgefühle, Selbstzweifel bringen nun nichts mehr, wenn das Kind in den Brunnen gefallen ist. Das Schlimmste an diesem Schub sind die neuropathischen Schmerzen und die verminderte Gehstrecke, denn nun ist wieder jeder Schritt wohl überlegt. Ich Perfektionist, der unbedingt an der Planung des Welt-MS-Tages mitmachen musste und dann eine Buchmesse von zwei Tagen stemmte. Anschließend das bisschen Haushalt und die Kinder bewältigte und die innere Stimme ignorierte, bekam ich nun die Quittung. Mademoiselle kam zum Glück nicht zum Espresso vorbei, zu anstrengend war ihr der Trubel.
Das Buch eines Autors übers Trösten bringt mich nicht unbedingt weiter. Meine Gedanken und meine Lebensweise sind seinen ähnlich. Ich suche ebenso Trost und finde ihn am wenigsten in anderen Menschen. Des Rätselslösung liegt in mir selbst, doch wer möchte schon den Spiegel vors Gesicht gehalten bekommen. Aber trösten kann ich vielleicht andere, die ebenso trotz MS dem Leben die Stirn bieten. Heilung ist nicht in Sicht, deswegen müssen wir uns Betroffene gegenseitig verbal trösten und uns unsere Geschichten und Erfahrungen erzählen.

Auf der Buchmesse wurde ich gefragt: „Wie geht es Ihnen mit dieser Erkrankung, man sieht Ihnen ja nichts an!?" Gebe ich als Antwort, dass es Symptome bei dieser Krankheit gibt, die man auf den ersten Blick nicht sieht, ernte ich Kopfschütteln und werde aufgefordert, Beispiele zu benennen. Beschämt ziehen diese Frager dann vom Stand, denn wer möchte schon mit Blaseninkontinenz, Fatigue, kognitive Störungen und neuropathischen Schmerzen konfrontiert werden?! Stehe ich dann auf, um ein paar Schritte leicht schwankend und sichtlichen Gehprobleme zu demonstrieren, habe ich die Nicht-Lacher auf meiner Seite und ernte Mitleid. Was mir wiederum auch nicht gefällt, aber ein klein wenig Schadenfreude breitet sich doch in mir aus.

Nun kommen gut gemeinte Ratschläge. Doch hätte ich geantwortet: „Mir geht es gut.", wäre ich unglaubwürdig mit dieser unheilbaren Krankheit. Hätte ich gesagt, „schlecht", drücken mir die Menschen Adressen mit Wunderheiler und alternativen Therapien, wie Pferdemist und Pflanzenmittelchen in die Hand. Diäten und Wunderpillen nicht zu vergessen.

Ich weiß, man wird mit der MS schnell ungerecht nach etlichen Karrierejahren. Aber die negativen Seiten spürt man jeden Tag! Keiner nimmt mich mehr mit in den Wald, denn sämtliche Hütten oder Burgen sind mindestens drei Kilometer lang, früher ein Kinderspiel, heute eine Falle für mich. Nachbarn bewältigen die Entfernung in die Stadtmitte von 1,2 km mit Bravour, ich benötige das Auto, da die Wege in der Stadt auch bewältigt werden müssen. An manchen

Tagen fahre ich mit dem Fahrrad etwa wie eine alte Frau von 90 Jahren. Hauptsache am Leben teilgenommen. Und mit einer Wegstrecke von 100 bis 200 m lockt man niemanden mehr hinter dem Ofen hervor.

Lesen konnten Sie **Meine Geschichte und Meine Erfahrungen**. Weiterhin werde ich an meiner gesunden Ernährung, wie Quark mit Leinöl, viel frisches Obst, Gemüse, kein Schweinfleisch oder Wurst, Vollkornprodukte etc. festhalten. Und nebenbei bei schubförmigen Unpässlichkeiten innehalten und das Tempo drosseln.

Wir können so vieles erreichen, wenn wir an uns selbst glauben und das „nicht-mehr-können-Denken", hinter uns lassen. Einfach der Sonne entgegen.

Lassen Sie sich etwas trösten von mir, dass es zwar keine Lösung für das Leben mit unserer Erkrankung MS gibt, aber sie kann die Sonne in uns auch zum Strahlen bringen!

Nachtrag November 2015:

Nachdem mein Vertrag bei BOD dieses Jahr ausgelaufen ist, möchte ich meinen Lesern und neue Interessierte ermöglichen über CreateSpace auch die einzelnen Bände aus der Frauenpower-Trilogie zu kaufen und somit zu lesen.
Seit 2013 bin ich noch mehr bei mir angekommen und lebe mein Leben im eigenen Rhythmus. Vor einem Jahr entdeckte ich mein altes Hobby, das Fotografieren, neu. Nach dem Kauf einer Spiegelreflexkamara ziehe ich oft alleine los, spüre Motive auf und entwickelte einen anderen Blickwinkel auf die Natur und das Schöne um mich herum. Ich kreiere Postkarten und füge diverse Fotos in meinen Blog (caroregm.blogspot.de) ein. Es ist ein wunderbares Hobby, das meine Freizeit bereichert und meine Konzentration verbessert.

Nachdem ich das Medikament Tysabri 2011 absetzte, wiedersetze ich mich heute jeglicher Therapie. Meine positive Einstellung zu meiner MS verbesserte den Krankheitsverlauf. Aber auch mein ruhiger geführtes Leben. Ich bleibe authentisch und mein Humor verlässt mich selten. Weiterhin helfe und informiere ich Betroffene, leite die Landauer MS-Selbsthilfegruppe und veranstalte Lesungen in einem kleinen Rahmen Vorort.

Was noch kommen mag, weiß niemand und so bleibt auch dieses Mal das Ende wieder offen!

Ihre
Caroline Régnard-Mayer

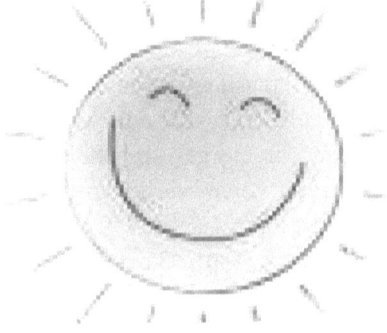

Frauenpower trotz MS - Trilogie

Jetzt liegt es an mir!

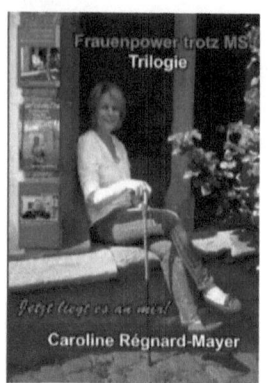

Ab sofort „Frauenpower trotz MS" als Sammelband (3-in-1): Mit 39 Jahren bekam Caroline Régnard-Mayer im Entlassungsbericht der Klinik diagnostiziert, dass sie Multiple Sklerose (MS) hat, die sie in ihrem weiteren Leben nun begleiten sollte. Nach zahlreichen Klinikaufenthalten und erfolglosen Therapien stellte sie sich dieser unheilbaren Erkrankung und nimmt die Leser mit auf eine Achterbahnfahrt, die authentisch und fesselnd erzählt wird. Ihr eigenes Akzeptieren der MS und das Leben mit der Krankheit bedeutet an jedem Tag eine Herausforderung. Dennoch genießt sie ihr Leben, schöpft Kraft im Glauben und der Feldenkraislehre und sieht positiv in die Zukunft. In der vorliegenden Trilogie möchte die Autorin ihre Leser mit einem ähnlichen Schicksal oder Lebenskrise ermutigen.

ISBN: 978-3-7357-9260-0,
232 Seiten, Verlag BOD

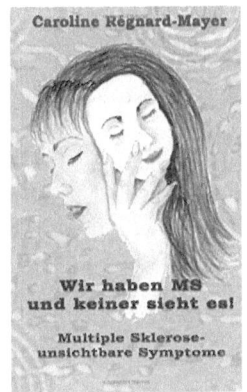

Wir haben MS und keiner sieht es!
Multiple Sklerose-unsichtbare Symptome

Die Autorin ist bekannt durch zahlreiche Bücher über das Thema Multiple Sklerose. Mit Ihrem Buch "Frauenpower trotz MS - Trilogie" und ihrem Kochbuch "Guten Appetit MS" schrieb sie sich in die Herzen der Leser. Aber auch in ihrem Buch "Mademoiselle klopft an meine Tür!" berührt sie Menschen mit der Krankheit Depression, informiert und lässt den Humor trotz ernstem Thema nie außen vor.

Die angeblich unsichtbaren Symptome sind für uns, die an der neurologischen Erkrankung Multiple Sklerose erkrankt sind, ganz und gar nicht unsichtbar! Wer von uns MS-Betroffenen hat nicht schon so oft hören müssen: "Man sieht Ihnen ja gar nichts an!", "Sie sehen so gesund aus.", "Was!? Sie sind unheilbar krank, sie sehen aus wie das blühende Leben!" oder "Sie können doch laufen!".

Deswegen schrieb ich dieses Buch, um ein Sprachrohr für all die Menschen zu sein, die sich täglich mit der Unsichtbarkeit auseinander setzen müssen und das Wichtigste: Außenstehende, Angehörige und Unwissende aufzuklären und zu vermitteln, helfen, informieren und das Lachen trotz unsichtbarer Last nicht zu verlernen.

ISBN: 978-1508418603, 88 Seiten,
Verlag CreateSpace

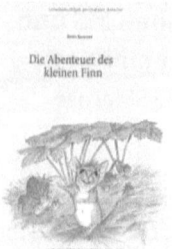

Die Abenteuer des kleinen Finn

Der kleine Mäuserich Finn führt eigentlich ein recht beschauliches Leben in einem Garten. Er versteht sich sehr gut mit seinen Menschen, und sogar mit dem Kater des Hauses hat er ein freundschaftliches Verhältnis. Eines Tages jedoch ändert sich alles ...

ISBN: 978-3844815993, 116 Seiten, BOD-Verlag

Autorenwebseite:
brittasbuecher.jimdo.com

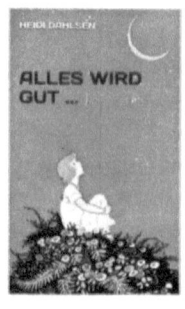

Alles wird gut ...

Wenn man nur vorher wüsste, welche Entscheidung die richtige oder wenigstens die günstigere wäre. Aber - wer weiß das schon? Christine, Oliver, Lydia und Jutta sind Mitte dreißig, als sie sich wiedertreffen. Als Schulfreunde waren sie einst unzertrennlich und hatten große Zukunftspläne. Jetzt müssen sie jedoch feststellen, dass ihnen ...

Ein turbulent spritziger Roman! (Band 1 aus einer Serie)

ISBN: 978-1506108483, 340 Seiten, Verlag CreateSpace

Autorenwebsite: autorin-heidi-dahlsen.jimdo.com

www.ingramcontent.com/pod-product-compliance
Lightning Source LLC
Chambersburg PA
CBHW021004180526
45163CB00005B/1892